# DES
# LICHÉNIFICATIONS DE LA PEAU

## ET DES
## NÉVRODERMITES

FRAGMENTS

des Leçons faites les 29 Mai et 3 Juin 1891

PAR

## Le D<sup>R</sup> L. BROCQ

Dans le service du D<sup>r</sup> QUINQUAUD, à l'Hôpital Saint-Louis.

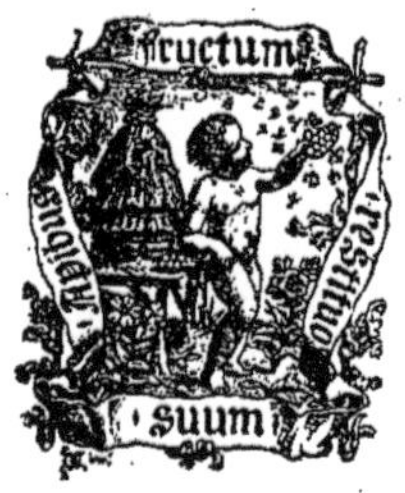


## PARIS
SOCIÉTÉ D'ÉDITIONS SCIENTIFIQUES
4, RUE ANTOINE-DUBOIS, 4
Place de l'École-de-Médecine

1891

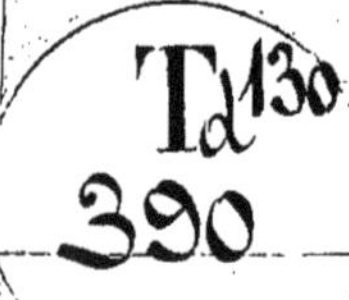

DES

# LICHÉNIFICATIONS DE LA PEAU

ET DES

## NÉVRODERMITES

# AVIS AUX AUTEURS

La Société d'Éditions scientifiques, établie sur
les bases de la MUTUALITÉ, a pour principe de
partager par moitié entre les auteurs et elle *tout
bénéfice* résultant de la vente des ouvrages.

Elle a édité en 1890, plus de cent livres, par ce
système d'association avec les auteurs.

# DES
# LICHÉNIFICATIONS DE LA PEAU
## ET DES
## NÉVRODERMITES

### FRAGMENTS

des Leçons faites les 29 Mai et 3 Juin 1891

PAR

## Le D<sup>R</sup> L. BROCQ

Dans le service du D<sup>r</sup> QUINQUAUD, à l'Hôpital Saint-Louis.

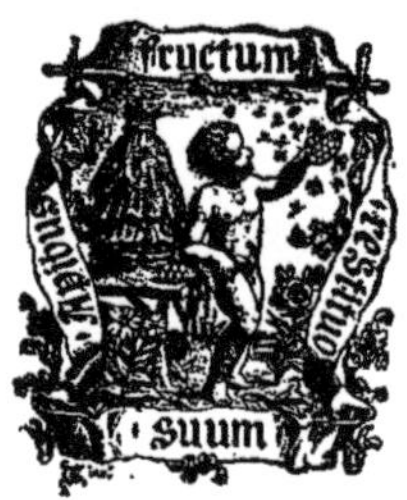

## PARIS

### SOCIÉTÉ D'ÉDITIONS SCIENTIFIQUES

4, RUE ANTOINE-DUBOIS, 4

Place de l'École-de-Médecine

1891

# DES
# LICHÉNIFICATIONS DE LA PEAU

### ET

## DES NÉVRODERMITES

---

Messieurs,

Le groupe des Lichens, dont nous commençons aujourd'hui l'étude, est un des plus discutés de la dermatologie. Sans entrer dans des considérations historiques et théoriques qui seraient par trop déplacées dans un enseignement aussi élémentaire, je dois vous dire que le terme de Lichen n'a plus à l'heure actuelle, pour la plupart des médecins, la signification qu'il avait avant les travaux d'Erasmus Wilson et de Hebra. Depuis les recherches de ces deux auteurs sur le *Lichen plan* et sur le *Lichen ruber* les dermatologistes étrangers et l'immense majorité des dermatologistes français réservent le nom de Lichen à une dermatose bien définie comme aspect objectif et comme évolution, le *Lichen ruber*, et à ses diverses variétés : *Lichen ruber planus*; *Lichen ruber obtusus, acuminatus* ou *neuroticus, atrophicus, moniliformis, corneus*, etc...

Nous l'étudierons dans une de nos prochaines conférences.

Par contre, Willan et Bateman, puis Biett, Ca-
zenave et Schedel, Rayer, Devergie, en un mot
toute la vieille école française, désignaient sous
le nom de Lichen des affections totalement dif-
férentes de la précédente, n'ayant même rien
de commun avec elle. D'après eux, *le mot de
Lichen s'applique à des dermatoses caractérisées à
leur période d'état par des papules agglomérées ou
discrètes plus ou moins prurigineuses, et s'accompa-
gnant, à une certaine période de leur évolution, d'un
épaississement de la peau avec exagération de ses plis
naturels.*

Les affections qu'ils avaient rangées dans ce
groupe étaient des plus complexes; et certes on a
eu raison de le réviser et de le démembrer : c'est
ainsi qu'on a pu à bon droit rattacher le *Lichen ur-
ticatus* à l'urticaire, le *Lichen tropicus* aux éruptions
sudorales, le *Lichen pilaris* à la kératose pilaire ou
xérodermie pilaire, le *Lichen scrofulosorum* des Alle-
mands aux folliculites pilo-sébacées. Mais, ces diverses dermatoses éliminées, il reste dans l'ancien
groupe Lichen un nombre considérable de faits
dans lesquels on retrouve au point de vue subjec-
tif des phénomènes très marqués de prurit, au point
de vue objectif des productions papuleuses et des
épaississements du derme avec exagération de ses
plis naturels. Certains de ces faits, répondant à
l'ancien *Lichen agrius* et à l'ancien *Prurigo mitis* et
*formicans,* ont été classifiés à part et ont formé le
type morbide connu à l'heure actuelle sous le nom

de *Prurigo de Hebra :* nous l'étudierons lors de de notre prochaine réunion. Les autres ont été purement et simplement rangés dans l'eczéma sous les noms d'eczéma sec, d'eczéma lichénoïde.

Cette simplification si radicale est-elle vraiment acceptable? Est-il possible, comme le veut l'école de Vienne, de faire de tous les anciens Lichens non compris dans le Prurigo de Hebra de simples formes de l'eczéma? Je ne le crois pas pour ma part, et il me paraît nécessaire de reprendre sur d'autres bases l'étude de ce groupe morbide.

Je me souviens et je me souviendrai toujours des difficultés auxquelles je me suis heurté, à propos de ces états lichénoïdes, lorsque j'ai commencé à apprendre les maladies de la peau : en présence d'un cas donné, fallait-il porter le diagnostic d'*Eczéma lichénoïde,* de *Lichen agrius,* de *Lichen simplex?* Le plus souvent, passez-moi l'expression, je le faisais au petit bonheur. Mon excellent maître M. le docteur E. Vidal n'avait pas encore en effet publié ses recherches si intéressantes sur le Lichen, recherches qui ont commencé à préciser ce point jusqu'alors si obscur, et il me manquait surtout une notion fondamentale que je vais maintenant m'efforcer de vous donner, *celle de la pathogénie de la lichénification des téguments.*

Lorsqu'on exerce sans cesse un traumatisme quelconque sur un point précis de la peau, cette peau ainsi traumatisée subit peu à peu des modifications dans son aspect, sa texture, son fonctionnement. Ce fait est de connaissance vulgaire. C'est ainsi que se développent les diverses lésions professionnelles du derme. Quand on n'a plus affaire à une peau normale, mais à une peau en état morbide, les traumatismes que l'on exerce sur elle produisent parfois des modifications bien plus rapides et plus profondes.

En particulier dans les cas si fréquents où l'on éprouve des démangeaisons, si l'on traumatise incessamment l'endroit prurigineux en se grattant soit avec les ongles, soit avec les vêtements, soit avec un instrument quelconque, on peut déterminer, comme l'a fort bien prouvé mon excellent ami le docteur Jacquet, avec une assez grande rapidité des altérations cutanées qui consistent essentiellement en une inflammation chronique des téguments. C'est ainsi qu'on voit peu à peu le derme s'infiltrer d'éléments embryonnaires, s'épaissir, devenir dur et rugueux, les papilles s'hypertrophier, se grouper même parfois de façon à simuler des papules assez irrégulières et inégales, n'ayant aucune relation ni avec l'appareil sébacéo-pilaire, ni avec l'appareil sudoripare. Bientôt la peau offre un aspect assez spécial, caractérisé par de l'exagération de ses plis naturels, qui forment une sorte de quadrillage à mailles plus ou moins larges et régulières, et par une infiltration plus ou moins accentuée des téguments, qui ont perdu leur souplesse et leur consistance normales.

Tel est le processus morbide auquel je donne le nom de *lichénification*.

Mais toutes les personnes qui ont du prurit et qui se grattent n'arrivent pas à lichénifier leurs régions malades avec une égale rapidité. Il semble, d'une part, qu'il y ait des affections cutanées qui modifient la vitalité ou la nutrition des tissus, de telle sorte que la lichénification se produit avec la plus grande facilité, alors que dans d'autres affections prurigineuses la résistance des téguments aux traumatismes semble être normale ou même augmentée. D'autre part, il y a des sujets qui paraissent être plus prédisposés que d'autres à voir leurs téguments subir les modifications que je viens de vous décrire.

Donc, par cela seul qu'un malade est atteint de prurit en un point quelconque du corps et qu'il se gratte pendant un certain temps, il ne vous faut pas croire que les régions atteintes vont sûrement se lichénifier; il faut de plus, pour que le processus de la lichénification se produise, que la maladie cause du prurit prédispose à la lichénification, et, jusqu'à un certain point, que le malade y soit lui-même prédisposé.

Or ce processus morbide, et c'est là le point fondamental sur lequel j'appelle toute votre attention, ce processus morbide, dis-je, la lichénification, peut se produire soit d'emblée sur une peau primitivement saine, du moins objectivement, soit sur une peau déjà atteinte d'une dermatose antérieure. *Dans le premier cas nous dirons que la lichénification est primitive; dans le deuxième nous dirons qu'elle est secondaire.*

Vous voyez donc que la lichénification peut s'observer dans les états morbides les plus divers; qu'elle ne saurait, du moins à l'heure actuelle, devenir la caractéristique d'un groupe morbide bien défini, et qu'elle ne peut être considérée que comme un syndrôme; syndrôme qui est constitué, ainsi que je viens de vous l'expliquer : 1° par des phénomènes douloureux de démangeaisons éprouvés par le malade, qui se gratte et traumatise les téguments prurigineux; 2° par une modification du derme, qui s'infiltre, s'épaissit, se recouvre d'un quadrillage plus ou moins bien dessiné.

Les dermatologistes qui se sont occupés de la question du Lichen sont tombés dans cette commune erreur de ne pas bien comprendre la véritable nature et la valeur réelle en tant qu'expression morbide de ce processus de lichénification. Les uns, le voyant coïncider de la manière la plus nette avec une autre dermatose bien définie et en particulier avec l'eczéma, ont cru que dans tous les cas il se reliait à cette dermatose, et l'ont considéré partout et toujours comme une simple variété d'eczéma; les autres, ayant observé des faits incontestables dans lesquels ce processus de lichénification s'était produit d'emblée sans autre dermatose antérieure, lui ont attribué trop d'importance intrinsèque et ont eu trop de tendance à faire de tous les cas divers dans lesquels ils le constataient des variétés à part d'une grande dermatose à laquelle ils donnaient le nom de Lichen.

Tel est le secret de toutes les confusions qui se sont produites sur cette question.

Ce point si obscur de la dermatologie devient au contraire de la plus grande clarté si l'on veut bien adopter la théorie précédente de la lichénification et la classification de ces faits en :

1° *Lichénifications primitives;*

2° *Lichénifications secondaires à une dermatose préexistante.*

Nous allons successivement passer en revue ces divers états morbides.


## I. — Lichénifications primitives.


Les lichénifications primitives sont caractérisées par ce fait que les premiers phénomènes morbides qui se produisent consistent en des sensations douloureuses de prurit. Les régions envahies ne présentent tout d'abord aucune lésion objective, mais elles sont prurigineuses. Le malade les gratte, les traumatise, et peu à peu les téguments se lichénifient. L'état lichénoïde est ici absolument pur.

On peut les diviser en deux grandes catégories, suivant qu'elles sont circonscrites ou diffuses.

A. *Lichénifications primitives circonscrites.* — Cette première variété correspond au *Lichen circumscriptus* des anciens auteurs, au *Lichen simplex* chronique de M. le docteur E. Vidal. Elle est caractérisée à la période d'état par des sortes de plaques assez nettement circonscrites, uniques ou multiples, parfois symétriques.

Dans certains cas, d'ailleurs assez rares, que l'on peut regarder comme typiques, ou pour mieux dire comme complets, il est possible de distinguer à ces plaques trois zones concentriques, ainsi que vous le voyez sur cette superbe pièce du musée

due au talent de M. Baretta et qui porte le n°
1452.

La *première zone* ou *zone externe* est caractérisée
par une légère pigmentation d'un brun jaunâtre,
parfois par une coloration rosée ; en la regardant
de fort près, on voit que les papilles du derme ont
subi à son niveau une hypertrophie notable : aussi
a-t-elle un aspect légèrement velvétique ; elle présente un quadrillage fin et serré, constitué par
deux séries de sillons parallèles qui se croisent à
angle droit ou aigu, de façon à limiter des carrés
ou des losanges minuscules. Le bord externe de
cette zone peu net se confond avec la peau saine ;
la lésion augmente graduellement d'intensité jusqu'au bord interne, qui se continue avec la zone
moyenne. Cette *zone externe* ou *d'hypertrophie papillaire commençante* manque fort souvent : elle
n'est donc nullement caractéristique.

La *deuxième zone* ou *zone moyenne* peut, dans certains cas, être la zone externe, lorsque la zone
précédente fait défaut : elle peut exister seule ;
par contre, elle peut manquer totalement ; mais
dans ce cas elle a presque toujours existé pendant
les premières phases de la maladie, et n'a disparu
que peu à peu par suite des progrès de la lésion.
Elle est essentiellement caractérisée par des sortes
de petits éléments papuleux, irréguliers de forme
et de contours, le plus souvent arrondis, et hérissés
de toutes petites saillies correspondant aux som-
mets des papilles du derme, hypertrophiées, acco-
lées les unes aux autres ; parfois ils sont acumi-
nés ; parfois ils sont aplatis, brillants à leur sommet

et simulent des éléments de *Lichen plan*; parfois ils sont recouverts de squames grisâtres adhérentes; parfois ils sont excoriés à leur sommet et y portent une croûtelle brunâtre sanguinolente. Leur volume varie de celui d'une petite à celui d'une grosse tête d'épingle; leur teinte est rose pâle, rose brunâtre, quelquefois grisâtre : ils n'ont aucun rapport avec les follicules pileux. Ces sortes de papules peuvent exister seules, diversement groupées, et çà et là disséminées sur un espace circonscrit, constituant ainsi la plaque de Lichen à l'exclusion de tout autre élément morbide; par contre, elles peuvent devenir confluentes et se confondre en une masse unique pour former une plaque d'infiltration : dans ce cas on trouve le plus souvent des papules disséminées à la périphérie de la plaque infiltrée.

C'est cette infiltration en masse des téguments qui constitue en effet la *troisième zone* ou *zone interne, zone d'infiltration* des plaques typiques. C'est la lésion terminale, le plus haut degré, la dernière expression de l'affection. Elle peut exister seule, surtout lorsque la dermatose ne progresse plus. Elle est caractérisée par une infiltration et un épaississement plus ou moins marqués des téguments, qui présentent un quadrillage composé de deux séries de sillons parallèles se croisant à angle droit ou aigu, et formant des mailles d'autant plus larges que les téguments sont plus épaissis. Sa coloration varie du rose pâle au rouge un peu sombre; elle est parfois pigmentée. A sa surface se voient des squames d'un gris blanchâtre, furfuracées, adhérentes aux parties sous-jacentes, ou des croûtelles recouvrant des excoriations dues au grattage.

Par contre, les plaques qui siègent en des régions soumises à des transpirations abondantes peuvent être lisses, sans desquamation épidermique. Parfois, mais c'est loin d'être la règle, le centre même de la plaque est comme affaissé, un peu décoloré, et semble être en voie de régression, alors que la périphérie est encore rouge, saillante et en activité.

La plaque, considérée dans son ensemble, débute par un peu de rougeur, de l'hypertrophie papillaire disposée soit en nappe presque uniforme, soit en îlots pseudo-papuleux; puis le derme s'épaissit, s'infiltre, et la lichénification se constitue. Ses limites sont parfois très précises, plus souvent un peu diffuses. Sa forme est ovalaire, ou triangulaire, ou semi-lunaire, plus rarement tout à fait irrégulière. Les sièges de prédilection sont le cou, les aines, la partie interne et supérieure des cuisses, la rainure interfessière, les poignets, la partie antéro-inférieure des avant-bras, les aisselles, les creux poplités, la paume des mains et la plante des pieds, où la surface de ces plaques est remarquable par l'absence totale de transpiration, alors que les régions voisines transpirent abondamment, la région lombaire, enfin le cuir chevelu, où je crois sa fréquence très grande.

Le caractère majeur de ces lésions est incontestablement le prurit dont elles sont le siège; prurit parfois incessant, plus souvent intermittent, mais qui préexiste toujours à l'éruption cutanée. Lorsque l'affection doit disparaître, le prurit cesse complètement, puis l'éruption s'affaisse peu à peu et s'efface graduellement. Cette influence du traumatisme, c'est-à-dire du grattage, suite du prurit, sur la production de l'éruption, est telle qu'il suffit d'envelopper la partie malade et de la soustraire pendant quelque temps à toute action des agents extérieurs pour voir les lésions s'affaisser avec rapidité.

L'examen histologique vient confirmer ces idées ; il montre en effet dans le derme une infiltration des couches supérieures du derme par des cellules lymphoïdes, et une hypertrophie accentuée des papilles qui sont le siège d'un certain degré d'œdème. Le corps muqueux présente, lui aussi, des cellules migratrices et un début d'altération cavitaire : la couche granuleuse est presque partout conservée et intacte ; le *stratum lucidum* a disparu à peu près complètement, et des noyaux cellulaires sont conservés sur d'assez grandes étendues de la couche cornée. La kératinisation n'est en somme qu'un peu affaiblie. Ce sont là des lésions d'inflammation banale de la peau, de simples dermites : il n'y a absolument rien de spécial.

D'autre part, l'étude attentive de l'étiologie de cette affection montre qu'elle se développe surtout chez des névropathes ayant des professions sédentaires, sous l'influence de violentes perturbations du système nerveux, de chagrins, d'émotions, de frayeurs, etc... Elle peut coïncider avec des névroses bien définies, telles que l'hystérie par exemple. Les personnes qui en sont atteintes présentent de plus, fort souvent, un tempérament arthritique en même temps que nerveux, et elles peuvent même parfois voir se produire des alternances entre les lésions cutanées et certaines déterminations viscérales, telles que des névralgies, des bronchites, des accès d'asthme, des crises d'hystérie, etc.....

Pour me résumer, je vous dirai donc que les caractères pathognomoniques de cette lichénification circonscrite primitive des téguments, de ce *Lichen simplex* chronique, ce sont : 1° le nervosisme des sujets qui en sont atteints ; 2° l'antériorité du prurit à l'éruption ; 3° les caractères mêmes de cette éruption, qui n'est qu'une simple dermite, qui est circonscrite en placards, et d'une sécheresse absolue ; 4° la marche chronique, rebelle, de cette dermatose et sa tendance aux récidives. C'est donc une affection vraiment digne, ainsi que M. Jacquet et moi nous l'avons établi, du nom de *Névrodermite circonscrite.*

Elle a sa physionomie bien à part, et ne peut vraiment pas être confondue avec un autre type morbide : elle diffère de l'eczéma vulgaire par sa pathogénie, par l'antériorité du prurit à l'éruption, par sa sécheresse absolue. Elle diffère du *Lichen planus* par le peu de netteté de ses papules, qui n'ont pas la couleur de celles du *Lichen planus*, et qui n'ont ni leur configuration polygonale, ni leur brillant ; mais parfois le diagnostic est réellement difficile. Elle diffère enfin du *Prurigo de Hebra* par la fixité et la circonscription plus grande de ses plaques, par l'absence de papules pseudo-urticariennes et par ses localisations.

B. *Lichénifications primitives diffuses.* — Je ne vous parlerai pas longuement de cette deuxième variété des lichénifications primitives, que j'ai décrite pour la première fois il y a quelques mois à peine et qui est encore à l'étude. Son importance m'engage cependant à vous en dire quelques mots.

Les personnes qui en sont atteintes éprouvent d'abord du prurit en certains points du corps le plus souvent symétriques et d'une grande étendue. Ce prurit peut exister seul sans autres phénomènes pendant un temps assez long; puis, peu à peu, sous l'influence des grattages et des traumatismes divers, les téguments subissent des modifications d'autant plus promptes et plus accentuées que la prédisposition du malade à la lichénification est plus marquée.

On voit alors se produire le plus souvent des sortes de petites papules, brillantes, aplaties, sans couleur, assez semblables à de minuscules papules avortées de *Lichen planus.* Parfois alors le prurit cesse, et tout rentre dans l'ordre; mais, si le prurit persiste assez longtemps, les lésions cutanées s'accentuent, l'hypertrophie papillaire devient plus marquée, le derme s'infiltre, s'épaissit; les téguments présentent un quadrillage d'abord presque imperceptible, puis de plus en plus accentué; à leur surface se voit une sorte de piqueté que l'on croirait au premier abord dû à des vésicules, mais au niveau duquel il est impossible par le grattage d'obtenir le moindre suintement : il est au contraire facile de se convaincre qu'il est uniquement constitué par des saillies papillaires. Les téguments ont parfois une teinte rosée, plus souvent une teinte grisâtre ou légèrement pigmentée : l'éruption est disposée en vastes nappes diffuses sans limites précises, ou en placards peu étendus mais très multiples, reliés entre eux par des lésions moins accentuées disséminées sur des parties de peau encore saines en apparence. Le tout ressemble au premier abord à un eczéma lichénoïde diffus.

C'est en somme une véritable névrodermite diffuse, le plus souvent à allures aiguës ou subaiguës, beaucoup plus rarement chronique, et qui peut d'ailleurs se produire soit chez des sujets indemnes de toute autre dermatose, soit chez des sujets déjà atteints de plaques de *Lichen simplex* chronique, c'est-à-dire de névrodermite circonscrite chronique.

L'anatomie pathologique, l'étiologie de cette affection sont les mêmes que celles des lichénifications primitives circonscrites.

D'après ce qui précède, vous devez comprendre que le *traitement* de ces névrodermites doit être à la fois interne et externe.

Comme dans toutes les affections cutanées qui s'accompagnent de prurit, vous devrez avant tout surveiller le régime alimentaire de vos malades ; vous leur prescrirez surtout de s'abstenir de café, de thé, de liqueurs, d'alcools de toute nature, de poissons et de coquilles de mer, de crustacés, de fromages salés et fermentés, d'aliments trop épi-

cés, etc...; en un mot vous vous conformerez stric-
tement aux règles diététiques que je vous ai si mi-
nutieusement tracées lorsque je vous ai parlé de
l'eczéma.

Vous devrez aussi, comme lorsqu'il s'agit de
cette dermatose, surveiller le tube digestif, et
surtout vous efforcer de modifier l'état général :
or, il ne faudra pas vous contenter ici d'instituer
une médication antiarthritique pure, ou à la fois
antiarthritique et antilymphatique suivant les diverses constitutions, il faudra par dessus tout vous
occuper du système nerveux de vos malades. Ne
vous ai-je pas dit en effet que ces dermatoses étaient
vraiment des névrodermites? Ne savons-nous pas
que les sujets qui en sont atteints sont des névropathes, et que leur affection se développe d'ordi-
naire à la suite de véritables ébranlements du
système nerveux?

Vous leur ferez connaître cette pathogénie de
leur éruption, afin qu'ils soient bien convaincus de
la nécessité où ils se trouvent d'éviter soigneusement
toutes les causes d'excitation nerveuse auxquelles
ils peuvent être exposés, excès de toute nature,
chagrins, soucis, tracas d'affaires, etc... Vous leur
recommanderez de se mettre, autant que le com-
portent les nécessités de la vie, dans les meilleures
conditions de calme, de tranquillité, de repos in-
tellectuel et moral.

Je crois même que vous devez aller plus loin et
ne pas craindre de leur prescrire des sédatifs énergiques du système nerveux, les valérianates de zinc
et d'ammoniaque, le bromure de potassium, les

polybromures, l'hydrothérapie, les révulsifs sur la colonne vertébrale.

Contre le prurit, si les médicaments précédents ne réussissent pas, je vous conseille vivement d'essayer la teinture de belladone à faibles doses, la quinine, l'acide cyanhydrique, l'antipyrine, toutes substances qui ont en outre l'avantage d'agir sur le système nerveux. Si elles échouent, vous pourrez avoir recours au guaco et surtout à l'acide phénique, que vous prescrirez en pilules de 10 centigr. à la dose de 3 à 8 par jour.

En dehors de la médication étiologique et symptomatique que je viens de vous indiquer, je ne vois guère à vous recommander contre cette affection que les préparations arsénicales. Elles me semblent fort utiles dans la grande majorité des cas, et j'estime qu'on doit les donner à doses progressivement croissantes, jusqu'à ce que l'on arrive aux limites de la tolérance physiologique. Aux arthritiques avérés vous prescrirez l'arséniate de soude associé aux sels de lithine et même, dans certains cas rebelles, aux iodures et aux bromures. Aux personnes anémiques et lymphatiques vous conseillerez soit l'arséniate de soude, soit l'arséniate de fer, soit même l'arséniate de strychnine associé aux amers, au sirop iodo-tannique, à l'huile de foie de morue.

Si vos malades vous demandent à quelles eaux minérales ils peuvent aller, recommandez surtout la Bourboule : si la Bourboule les irrite, vous les dirigerez vers Saint-Gervais ; si les accidents de nervosisme qu'ils présentent sont très accentués, vous les enverrez à Néris, à Ragaz, à Schlangenbad, à Bains, à Luxeuil, etc...

*Au point de vue local,* il vous faut avant tout vous souvenir des bons effets de l'enveloppement sur ces lésions. Il est incontestable que les meilleurs topiques de beaucoup sont ceux qui, tout en exerçant sur les parties malades une action médicamenteuse, les couvrent hermétiquement et les protègent ainsi contre les irritations extérieures. M. le docteur E. Vidal est depuis longtemps entré dans cette voie, et les emplâtres à l'huile de foie de morue qu'il a fait fabriquer il y a près de dix ans constituent encore le meilleur pansement du *Lichen simplex* chronique. Si l'emplâtre à l'huile de foie de morue pure ne calme pas suffisamment le prurit, vous pourrez vous servir d'emplâtres à l'huile de foie de morue dans lesquels on aura incorporé 1/10° ou 1/20° de naphtol, 1/40° ou 1/60° d'acide phénique.

Dans l'immense majorité des cas, ces emplâtres à l'huile de foie de morue sont merveilleusement bien supportés : sous leur action, le prurit se calme avec la plus grande rapidité, les plaques s'affaissent peu à peu, et tendent à disparaître ; elles ne sont réellement très rebelles que vers les plis inguinaux, la marge de l'anus, les paumes des mains, les plantes des pieds et le cuir chevelu.

Dans certains cas cependant l'emplâtre à l'huile de foie de morue peut déterminer une certaine irritation des téguments : vous le remplacerez alors par les emplâtres à l'oxyde de zinc pur, ou bien par les emplâtres à l'oxyde de zinc additionnés de 1/20ᵉ d'acide salicylique contre l'épaississement épidermique, ou de 1/40ᵉ ou de 1/60ᵉ d'essence de menthe contre le prurit.

Par contre, si l'emplâtre à l'huile de foie de morue n'irrite pas, mais reste presque inefficace, vous parcourrez successivement la gamme des emplâtres suivants : emplâtres à la résorcine au 1/20ᵉ, à l'ichthyol, à l'huile de cade, à l'acide salicylique, à l'acide pyrogallique salicylé ou non, emplâtre rouge de M. le Dʳ E. Vidal, emplâtre de Vigo *cum mercurio*, enfin les pellicules à l'acide chrysophanique et les emplâtres de savon mou de potasse, faits en étalant sur un morceau de flanelle une couche de ce savon délayé dans un peu d'alcool. Quand ces divers topiques auront enflammé, irrité, mordu en quelque sorte la plaque de Lichen, vous en suspendrez l'usage, vous reviendrez à des topiques plus doux ; vous calmerez même au besoin avec des bains émollients, des cataplasmes, des glycérolés ; puis vous recommencerez l'emploi des topiques énergiques, et ainsi de suite jusqu'à ce que vous ayez obtenu la disparition de l'infiltration lichénoïde.

Mais ce traitement si commode par les emplâtres constitue un traitement de luxe, un traitement de grande ville ou d'hôpital, du moins pour le moment encore. S'il en est parmi vous qui doivent exercer dans les campagnes, ils ne pourront guère y avoir recours. Voici la marche que je leur conseille de suivre ; elle est plus pratique et plus à la portée de toutes les bourses que la précédente :

Si l'éruption de Lichen est irritée, enflammée

par des traumatismes trop violents, il vous faudra avant tout la calmer, ainsi que je viens de vous le dire, par des lotions émollientes à l'eau de son, de guimauve, de camomille, par des bains d'amidon, par des cataplasmes de fécule de pomme de terre, par des enveloppements au caoutchouc, ou bien par des pommades peu irritantes, comme la vaseline, le cold-cream, le glycérolé d'amidon, la pommade à l'oxyde de zinc au $1/20^e$ ou au $1/10^e$.

Lorsque les phénomènes inflammatoires ont dis paru, ou bien d'emblée lorsque les plaques lichénoïdes ne présentent aucune trace de vive irritation', vous instituez le traitement local actif, que vous pouvez formuler de la manière suivante :

Entretenir la propreté des parties malades, en faisant, quand c'est utile, des lotions avec de l'eau de camomille légèrement phéniquée : si le prurit est intense et rebelle, on fera, aussi souvent que ce sera nécessaire pour le calmer, des lotions avec de l'eau aussi chaude que possible, dans laquelle on ajoutera soit de l'acide phénique, de façon à avoir des solutions au $1/100^e$, au $1/50^e$ et même au $1/40^e$, soit du sublimé, de façon à avoir des solutions au $1/1500^e$, au $1/1000^e$ et même au $1/500^e$, soit de l'acide cyanhydrique médicinal au $1/100^e$, dont on met d'une à deux cuillerées à café dans un demi-litre d'eau distillée de laitue ou de lait d'amandes, soit du cyanure de potassium au $1/100^e$.

Après les lotions, il faut recouvrir immédiatement les parties malades d'une épaisse couche de pommade formant enduit protecteur. En voici une formule que je ne saurais trop vous recommander, et qui est due à M. le D^r E. Besnier :

Oxyde de zinc porphyrisé . } ââ 50 grammes.
Vaseline pure. . . . . . . }
Acide phénique. . . . . . . . . 5 grammes.

Si cette pommade brûle trop, diminuer la dose d'acide phénique. Ses avantages sont les suivants : elle calme merveilleusement bien le prurit, et elle forme un enduit souple adhérent qui protège suffisamment les points malades.

Une autre préparation excellente est le glycérolé tartrique de M. le D^r E. Vidal, qui est composé d'un gramme d'acide tartrique pour vingt grammes de glycérolé d'amidon à la glycérine neutre pure de Price. Si la plaque de Lichen est recouverte de squames cornées abondantes, il est bon d'y ajouter 1/30° ou 1/20° d'acide salicylique. Dans le même ordre d'idées, je vous recommande ma pommade aux trois acides, dont voici la formule :

Acide tartrique. . . . . . . . 3 grammes.
Acide salicylique. . . . . . 2 grammes.
Acide phénique . . . . . . 1 gramme.
Glycérolé d'amidon à la gly-
   cérine neutre pure (de
   Price). . . . . . . . . . 54 grammes.
      M. s. a.

Les pommades à base de glycérolé d'amidon sont moins faciles à préparer et à étaler que les pommades à base de vaseline; mais elles ont l'avantage d'être solubles dans l'eau lorsque l'on est forcé de faire des lotions.

Tels sont les topiques que je vous engage avant tout à employer; mais dans le cas où ils ne réussiraient pas, vous avez tout un arsenal thérapeutique à votre disposition. Ce sont d'abord les diverses pommades mercurielles à base de calomel ou de précipité jaune, les oléates de mercure au 1/20ᵉ ou au 1/10ᵉ, les préparations d'huile de cade, de résorcine, de naphtol, d'ichthyol, d'acide pyrogallique, d'acide chrysophanique, les applications de lanoline et de nitrate d'argent, si efficaces quand les plaques de Lichen se compliquent de fissures, le mélange de M. le Dʳ Lailler composé de parties égales de savon noir, d'huile de cade et de soufre, etc... etc.....

Quelle que soit d'ailleurs la méthode dont vous fassiez usage, souvenez-vous toujours de proportionner le procédé à la lésion locale; n'employez pas des topiques d'une extrême violence contre des éruptions un peu irritables, et ayez toujours présent à l'esprit ce grand précepte de thérapeutique cutanée, qu'il vaut mieux, en clientèle, commencer toujours par des topiques un peu faibles, puis en augmenter peu à peu l'énergie, et ne pas déterminer des irritations artificielles trop intenses par une médication incendiaire.

## II. Lichénifications secondaires à une dermatose préexistante.

Nous avons étudié dans notre dernière conférence les états lichénoïdes primitifs qui se produisent sous l'influence de traumatismes incessants s'exerçant sur des téguments en apparence sains, et dans lesquels le processus de lichénification existe pour ainsi dire à l'état de pureté : je dois vous dire aujourd'hui quelques mots des états lichénoïdes qui se surajoutent à des dermatoses antérieures bien définies.

Ces lichénifications secondaires sont d'une extrême fréquence : elles sont tellement communes, tellement vulgaires. tellement banales, qu'elles attirent presque exclusivement l'attention et qu'elles ont fait méconnaître l'existence des lichénifications primitives.

En effet, presque toutes les affections prurigineuses de la peau dont les manifestations sont assez fixes donnent lieu à d'importants traumatismes, car le malade gratte sans cesse les lésions cutanées, qui se compliquent par suite, au bout d'un certain temps, d'une lichénification des téguments. Par contre, les affections prurigineuses dont les manifestations sont essentiellement fugaces et éphémères, ou mobiles, comme l'urticaire par exemple, comme la dermatite herpétiforme, malgré la longue durée de cette dernière dermatose, ne s'accompagnent de lichénifications dermiques que fort rarement et dans des cas d'une intensité exceptionnelle.

En somme, pour que ces états lichénoïdes secondaires puissent se produire, il faut que les conditions pathogéniques productrices des états lichénoïdes primitifs se trouvent remplies : il faut que l'affection cutanée primitive soit prurigineuse, qu'elle prédispose à la lichénification, qu'elle occupe un espace de temps suffisant une même région des téguments, de telle sorte que cette région soit assez longtemps soumise aux actions traumatiques lichénifiantes; enfin il faut, jusqu'à un certain point, que le sujet soit lui-même prédisposé à la lichénification.

Ces conditions diverses se rencontrent très fréquemment dans l'eczéma chronique, surtout lorsqu'il est localisé au cou, aux parties génitales, au podex, à la face externe des membres, des membres inférieurs en particulier. L'éruption vésiculeuse suintante se produit : elle est prurigineuse; le malade se frotte, se gratte presque incessamment; peu à peu les téguments traumatisés s'enflamment de plus en plus, s'épaississent, s'indurent, se lichénifient, et l'on arrive alors à avoir des surfaces dures, rugueuses, sans souplesse, épaisses, sillonnées de quadrillages plus ou moins complets et réguliers, lichénifiées en un mot, mais sur lesquelles existent en même temps, çà et là disséminés, des vésicules, du suintement, des croûtelles, c'est-à-dire un état eczémateux. C'est l'*Eczéma lichénoïde* des auteurs, que l'on devrait appeler *Eczéma lichénifié*.

Même processus morbide, même pathogénie pour le *Prurigo de Hebra*, cette affection lichénifiante par excellence, à tel point que M. le Dr E. Vidal lui a donné le nom de *Lichen polymorphe ferox*. Ici il y a d'abord production d'élevures urticariennes et de papules assez volumineuses, d'un rouge pâle, fort prurigineuses, que le malade gratte et excorie : il s'en produit incessamment de nouvelles; qui sont déchirées à leur tour, et, grâce à ces traumatismes répétés, la peau s'épaissit, s'infiltre, se pigmente, se lichénifie.

Même processus encore dans certains cas de psoriasis prurigineux, où, sous l'influence du grattage, on voit les téguments s'épaissir, s'indurer, perdre leur aspect typique de psoriasis; dans certains cas de *Lichen ruber planus* où la lichénification secondaire des téguments transforme complètement l'éruption primitive, qui devient méconnaissable; dans certains cas de lymphodermie pernicieuse ou de mycosis fongoïde, de pityriasis rubra, etc., etc.

Vous voyez donc, Messieurs, toute l'importance de cette notion de la lichénification pour l'interprétation de cas qui paraissent au premier abord complexes, insolites, atypiques. En présence de faits de cette nature, votre unique préoccupation doit être de vous efforcer de trouver l'élément primitif, la lésion élémentaire de début de l'affection. Au point de vue du diagnostic, il vous faut faire abstraction de l'élément lichénification : il vous faut chercher avant tout, par les commémoratifs, par l'exploration patiente de l'éruption et de toute

la surface des téguments, si cet élément est sura-
jouté à une dermatose antérieure, et à quelle dermatose. Si vous ne trouvez, par contre, aucun ves-
tige de dermatose antérieure, si nulle part vous
ne pouvez découvrir de lésion élémentaire vous
permettant de porter un diagnostic précis d'*Eczéma*, de *Lichen ruber*, de *Prurigo de Hebra*, etc.,
alors, mais alors seulement, vous conclurez à une
lichénification primitive, à une névrodermite pure.

Il ne vous faudrait pas croire que cette enquête
soit toujours aisée : vous vous heurterez souvent
à de réelles difficultés. C'est ainsi que l'on aurait
tort, d'après moi, de ranger indistinctement dans
les lichénifications secondaires tous les cas dans
lesquels, à un moment quelconque de l'évolution, on a vu survenir un peu de suintement eczé-
matiforme. Si l'on posait en principe que toute
éruption lichénoïde qui, à un moment quelconque de son évolution, a présenté du suintement,
doit être considérée comme un eczéma compli-
qué de lichénification secondaire, ce serait là un
schéma vraiment bien commode ; malheureuse-
ment il ne serait pas exact. Une lichénification
primitive, une plaque vraiment digne du nom de
névrodermite circonscrite, peut fort bien, à un
moment donné, chez des sujets prédisposés, et sous
l'influence des traumatismes, se compliquer de
quelques vésicules et d'un suintement séreux ou
séro-sanguinolent, lequel se concrète en croûtelles.
Mais c'est là un simple épiphénomène, un accident
pour ainsi dire dans la marche générale de l'affection, qui est surtout sèche, et qui, fait majeur ! a

débuté par du prurit prééruptif. On pourrait donc
se demander si, à côté des deux grandes catégories
de faits que nous avons distinguées, lichénifications primitives, lichénifications secondaires à
une dermatose antérieure, il ne faudrait pas en
établir une troisième comprenant *des lichénifications primitives ultérieurement compliquées d'éruptions eczématiformes*. Je me contente, pour le moment, de les signaler à votre attention, et de vous
mettre en garde contre cette cause réelle d'erreur
de diagnostic.

Et en effet, Messieurs, vésicules et suintements
ne signifient pas toujours eczéma. Ces symptômes-
là n'existent-ils pas, et à un très haut degré dans
le *Prurigo de Hebra?* Et cependant, de l'avis même
de ceux qui n'admettent pas nos névrodermites
comme affections distinctes de l'eczéma, le *Prurigo de Hebra* n'est nullement un eczéma. Pour
arriver à une conception précise de ces affections,
il faut donc ici, comme toujours d'ailleurs, ne pas
se laisser uniquement guider par l'aspect exté-
rieur, qui peut n'être en somme qu'accidentel: il
faut tenir compte de l'ensemble de la maladie, de
sa pathogénie, de son mode de début, de son évolution, de ses symptômes subjectifs, etc..., et dé-
cider d'après la résultante générale de ces don-
nées. Ici, comme toujours, vous ne devez pas faire
œuvre aveugle d'analystes minutieux de la lésion
locale à un seul moment de l'évolution de la dermatose : il faut remonter plus haut, faire abstraction des éruptions surajoutées, tâcher, comme je
viens de vous le dire, de retrouver la lésion élé-

mentaire primitive de l'affection, et démêler ainsi, par une étude approfondie et intelligente du cas, la réelle naturede la maladie.

Mais, si vous devez souvent faire abstraction du syndrôme lichénification au point de vue du diagnostic, vous devrez au contraire en tenir toujours grand compte au point de vue du pronostic et du traitement. Car son apparition dans une dermatose quelconque annonce que l'affection est prurigineuse, rebelle, tenace, qu'elle va résister à la plupart des moyens que l'on a l'habitude d'employer contre elle, et que l'individu chez lequel elle prend cette forme peut avoir de l'hyperexcitabilité du système nerveux. Il faudra, dans la médication, faire intervenir les procédés thérapeutiques que je vous ai énumérés à propos du *Lichen simplex* chronique, procédés que vous devrez modifier suivant l'irritabilité de la dermatose première et suivant la médication qui convient à celle-ci.

Je n'insiste pas, Messieurs, car, à propos de chacune de ces affections primitives, je reviendrai sur ce point particulier.

En terminant, je dois cependant vous faire remarquer encore une fois combien cette histoire, jusqu'ici si mal comprise, des lichénifications cutanées est en réalité claire et facile à concevoir si l'on veut bien admettre avec nous l'existence de lichénifications primitives et de lichénifications secondaires. Tous les faits en apparence les plus compliqués et les plus insolites deviennent dès lors d'une interprétation relativement aisée, et l'on n'est pas obligé de fausser des cadres dermatologiques pour y faire rentrer des types cliniques pour lesquels ils n'ont pas été créés. Comme dans toutes les questions qui ont prêté à de longues discussions, il y a dans les Lichens des anciens auteurs français une part de vérité et une part d'erreur : je crois avoir tenu compte de l'une et de l'autre dans ces conférences. Je crois aussi vous avoir nettement indiqué en quoi était défectueuse la réforme trop radicale proposée par l'école de Vienne, réforme qui a été acceptée avec d'autant plus d'empressement qu'elle évitait les difficultés, au lieu de les aborder résolument et de les résoudre.

Paris. — Typ. Chamerot et Renouard, 19, rue des Saints-Pères. — 27910.